D1527748

# Metronidazol

**Excelente Guía para Tratar las ETS con Flujo Vaginal Maloliente; Picazón, Diarrhea, Úlcera, Inflamación Pélvica, Enfermedad de Crohn, Pérdida de Peso; etc., y Efectos Secundarios**

## Dr. Lovel Martins

1

# Table of Contents

3

# ❧ *Introducción* ❧

El metronidazol, un antibiótico sintético, se deriva de la azomicina, un nitroimidazol producido por los géneros Actinobacteria y Proteobacteria.

El metronidazol se utilizó por primera vez en 1959 para tratar la tricomoniasis, una infección causada por el protozoo *Trichomonas vaginalis*. Después de ser desarrollado en 1959 para tratar la tricomoniasis, el metronidazol reveló características terapéuticas inesperadas.

Además, el parásito protozoario intestinal *Entamoeba histolytica,* que causa disentería y absceso hepático, ha sido tratado con éxito con metronidazol. Además, se trata con éxito *Giardia lamblia*, otro parásito intestinal que provoca malabsorción y molestias epigástricas.

4

Aunque la forma oral de metronidazol se usa más comúnmente en entornos clínicos, también está disponible como un fármaco que se administra por vía intravenosa, vaginal y rectal.

Sus formas farmacéuticas orales se absorben rápidamente y se reparten prácticamente por todo el cuerpo. El metronidazol se metaboliza principalmente en el hígado, donde se hidroxila, acetila y/o combina con glucurónidos. Al final, los riñones juegan un papel importante en la excreción de los metabolitos.

Explorar nuevas aplicaciones para los medicamentos actuales es una forma de tratar enfermedades infecciosas porque desarrollar nuevas moléculas terapéuticas es costoso y requiere mucho tiempo.

Ninguno de los otros medicamentos de nitroimidazol, incluidos tinidazol, sulnidazol, secnidazol y ornidazol, ofrece suficientes beneficios para desplazar al metronidazol como el tratamiento preferido para muchas infecciones bacterianas y protozoarias, aunque tienen espectros de actividad esencialmente comparables.

El rango de actividad de los nitroimidazoles es distinto a de otros tipos de medicamentos antimicrobianos, ya qu incluye bacterias grampositivas y gramnegativas protozoos e incluso algunos gusanos nematodos, todo los cuales son anaeróbicos o microaerófilos. Com resultado, la toxicidad selectiva de estos medicamento depende de su capacidad para tener un impacto citotóxic específico para anaerobios.

Muchas otras enfermedades, incluidas las bacteri: grampositivas y gramnegativas, pueden tratarse con uso de metronidazol. Ejemplos de tales enfermedad incluyen infecciones bacterianas del cerebro, hígad piel, articulaciones, estómago, vías respiratorias y vagir

En este libro, lo guiaré a través de la base c metronidazol, sus usos, sus modos de acción, las dosi: la administración de metronidazol, los posibles efec adversos que una persona podría experimentar al u metronidazol y discutiré en detalle cada una de enfermedades que usted puede tratar con metronidazol

# ❦ *Capítulo Uno* ❦

## Comprensión de la Medicación con Metronidazol

Un tipo de antibiótico que trata infecciones causadas por bacterias y protozoos se conoce como Metronidazol. Las infecciones bacterianas de la vagina, el estómago, el hígado, la piel, las articulaciones, el cerebro y el sistema respiratorio se tratan con Metronidazol.

Las mujeres que no están embarazadas pueden usar Metronidazol para tratar un tipo de infección vaginal conocida como vaginosis bacteriana. Un antibiótico que previene el desarrollo bacteriano es el metronidazol. Una candidiasis en la vagina no se trata con ella.

El Metronidazol es un fármaco antibiótico antiprotozoario eficaz que se puede usar solo o junto con otros antibióticos para tratar la endocarditis, la Vaginosis Bacteriana, la Dracunculosis, la Amebiasis, la Tricomoniasis y la Giardiasis. También se usa para tratar la enfermedad inflamatoria pélvica.

Cuando no se dispone de antibióticos potentes adicionales, este medicamento es la primera línea de defensa contra la colitis por Clostridium difficile de leve a grave.

Además, el Metronidazol se puede usar con otros medicamentos para tratar ciertas úlceras estomacales intestinales provocadas por la bacteria *Helicobacter pylori*.

Hay diferentes sustancias activas presentes en metronidazol que lo hacen efectivo contra bacterias parásitos. Algunas de estas sustancias son inactivas pero se utilizan para completar la preparación del medicamento. Por lo tanto, el principio activo principal de este medicamento es "Metronidazol", mientras que principios activos se enumeran a continuación:

- Celulosa microcristalina.
- Aceite vegetal hidrogenado.
- Dióxido de silicio coloidal.
- Hidroxipropilcelulosa.
- Crospovidona.

## Historia del Uso de Metronidazol

Uno de los pocos casos de un medicamento creado para tratar un parásito que ahora ha logrado un uso generalizado como agente antibacteriano es el metronidazol.

En resumen, Streptomyces spp. extractos fueron probados en los laboratorios de Rhone-Poulenc en Francia para la acción contra *Trichomonas vaginalis*, una causa de la picazón vaginal. A partir de 1959, las infecciones persistentes por Trichomonad se trataron con Metronidazol, un derivado sintético del Nitroimidazol conocido como Azomicina.

En 1966, el Metronidazol demostró ser eficaz en el tratamiento de los abscesos hepáticos y la disentería amebiana causada por *Entamoeba histolytica*.

El metronidazol se usó para tratar *Giardia lamblia* después de que se descubriera que este parásito luminal era el culpable de la malabsorción y las molestias epigástricas a principios de la década de 1970.

Cuando el metronidazol trató con éxito la vaginitis por tricomonas y la gingivitis bacteriana de una persona en 1962, se descubrió accidentalmente que el fármaco tiene propiedades antibacterianas.

El metronidazol no se usó ampliamente para trata infecciones causadas por anaerobios gramnegativos grampositivos, como clostridios o bacteroides, hasta l década de 1970.

El metronidazol se encuentra actualmente en formulació en la mayoría de los entornos de atención médica para tratamiento del absceso de la herida, la colitis asociada antibióticos causada por *Clostridium difficile* y profilaxis contra la infección por anaerobios después la cirugía intestinal. Es asequible, tiene una excelen permeabilidad tisular y tiene efectos secundari relativamente leves.

*Helicobacter pylori*, un importante contribuyente a la gastritis y un factor de riesgo de cáncer de estómago, es el objetivo de la terapia combinada, que incluye metronidazol como componente clave.

## Diferentes Estructuras de Organismos Sensibles al Metronidazol

Las bacterias y los parásitos para los que se usa el metronidazol, que comparten un nicho anaeróbico en el intestino o la luz vaginal y en los abscesos tisulares, no son muy similares entre sí.

Por ejemplo, se pueden ver vesículas y vacuolas parecidas a macrófagos en el vasto citoplasma de las amebas. Las amebas fagocitan bacterias, incluyendo anaerobios facultativos como Escherichia coli y bacterias anaerobias como Clostridia spp. Las giardias se caracterizan por tener dos núcleos idénticos, muchos flagelos y un disco de succión formado por un grupo especial de proteínas del citoesqueleto conocidas como giardinas.

Las tricomonas pueden tener dos formas diferentes: una forma ameboidea que se alimenta de bacterias como Entamoebae y una forma flagelada que se parece a la Giardias en movimiento.

Las bacterias anaerobias, los hongos anaerobios y los ciliados descomponen la celulosa en la bolsa o el rumen de los animales. Los hongos filamentosos del rumen son similares a los hongos hifales más conocidos, que son anaerobios facultativos como Aspergillus y Candida. Los ciliados del rumen se parecen a sus parientes aeróbicos están recubiertos de cilios.

# ❧ *Capítulo Dos* ❧

## Importancia Parasitaria y Antibiótica del Metronidazol (I)

El Metronidazol suele tener un gran éxito en el tratamiento de infecciones causadas por microorganismos anaerobios o microaerófilos, como:

- *Trichomonas vaginalis* (Tricomoniasis).
- *Helicobacter pylori.*
- *Giardia lamblia* (Giardiasis).
- *Entamoeba histolytica* (Amebiasis),
- *Clostridium difficile,*
- Vaginosis bacteriana.

- Enfermedad Inflamatoria Pélvica (PID).
- Infecciones intraabdominales.
- Enfermedad de Crohn.
- Infecciones del sitio quirúrgico.
- Profilaxis quirúrgica.

## *Trichomonas vaginalis* (Tricomoniasis)

Trichomonas vaginalis, una enfermedad protozoari causa tricomoniasis, una enfermedad común ( transmisión sexual no viral.

El flujo vaginal con mal olor, picazón genital y dolor orinar son los signos predominantes en las mujere mientras que alrededor del 50% de las person infectadas no muestran síntomas. La tricomoniasis e: frecuentemente relacionada con cáncer cervicovagin infertilidad, parto prematuro, bebés con bajo peso nacer y enfermedades del sistema reproductivo.

Además, la infección por T. vaginalis ha tenido ι influencia significativa en la expansión de la epider del VIH y está relacionada con una mayor vulnerabilic al VIH.

**Causas de la Tricomoniasis**

*Trichomonas vaginalis* es un tipo de parásito microscópico con una célula que causa la tricomoniasis. En el curso del contacto genital, incluido el coito vaginal, oral o anal, el parásito se propaga entre humanos. Hombres y mujeres, así como ocasionalmente hombres, pueden contraer esta enfermedad.

El tracto genital inferior está infectado por el parásito. Comprende la vulva, la vagina, el cuello uterino, la uretra y la porción externa de los genitales femeninos. La uretra (interior del pene) en los hombres se infecta con el parásito.

El período de incubación, la cantidad de tiempo entre la exposición al parásito y la infección, no está claro. Pero la duración estimada es de cuatro a veintiocho días. Usted o su cónyuge aún podrían transmitir la enfermedad incluso si no tienen ningún síntoma.

**Componentes de la Tricomoniasis Telacionados con el Riesgo**

Corre el riesgo de contraer tricomoniasis si:

- Un caso anterior de Tricomoniasis.
- Actividad sexual sin condón.
- Tener varios números de parejas sexuales.
- Tiene enfermedades de transmisión sexual (ETS) en el pasado.

**Complicaciones de la Tricomoniasis**

Las mujeres que tienen tricomoniasis durante el embarazo pueden:

- Dar a luz a un niño con bajo peso al nacer.
- Parto demasiado pronto (trabajo de parto prematuro).
- Transmitir la enfermedad al bebé cuando pasa por el canal de parto.

## *Helicobacter pylori*

Su estómago está infectado con una forma de bacteria llamada H. pylori. Puede dañar el tejido de su estómago el duodeno, que es el primer segmento de su intestino delgado. Esto puede provocar hinchazón enrojecimiento. En ciertos casos, también puede provocar

16

úlceras pépticas, que son lesiones dolorosas en el sistema digestivo superior.

Es típico tener *H. pylori.* es frecuente La mayoría de los pacientes no desarrollarán úlceras ni exhibirán ningún otro síntoma. Pero es un importante contribuyente a las úlceras.

El revestimiento protector del estómago es atacado por *H. pylori.* La ureasa es una enzima producida por bacterias. Esta enzima neutraliza (disminuye la acidez de) los ácidos estomacales. Esto rompe el revestimiento de su estómago.

Esto aumenta la probabilidad de que el ácido y la pepsina, dos poderosos fluidos digestivos, puedan dañar las células del estómago. Esto puede causar llagas o úlceras en el duodeno o el estómago.

Además, las células del estómago son susceptibles a la adhesión de *H. pylori.* Tu estómago no es muy bueno para defenderse. La región afectada se vuelve roja e irritada. Además, *H. pylori* podría aumentar la producción de ácido estomacal.

**Síntomas de *Helicobacter pylori***

- Enrojecimiento e hinchazón en el revestimiento de estómago.
- Llagas o úlceras pépticas en el estómago o e duodeno.
- Dolores que se presentan a media noche.
- Dolores que desaparecen cada vez que ton antiácidos.
- Dolor abdominal en el estómago.
- Dolores que se presentan 2-3 horas después e consumir alimentos.
- Dolores que aparecen y desaparecen durar algunos días.

**Causas de *Helicobacter pylori***

Los profesionales médicos desconocen con certeza cór se propaga la infección por H. pylori. Sostienen que contacto oral, como los besos, podría propagar la bacte de persona a persona.

También puede eliminarse al entrar en contacto e heces o vómitos. Esto podría ocurrir si usted:

18

- Comer alimentos que no hayan sido limpiados o preparados adecuadamente
- Consumo de agua contaminada.

**Componentes Relacionados con el Riesgo de Helicobacter pylori**

Los siguientes factores podrían ponerlo en mayor riesgo de infección por *H. pylori*:

**Factor étnico o racial:** la bacteria está presente en más de la mitad de todos los afroamericanos. Al menos el 50% de los latinos y el 50% de los inmigrantes de Europa del Este que migran a los Estados Unidos desde países subdesarrollados tienen H. pylori.

**Factor de edad:** en los Estados Unidos, más de la mitad de los infectados con la bacteria tienen más de 50 años.

## *Giardia lamblia* (Giardiasis)

La giardiasis es una enfermedad diarreica provocada por un parásito microscópico llamado Giardia. La giardia es un parásito que se puede encontrar en superficies, alimentos, bebidas y suelos que han estado en contacto con heces humanas o animales infectadas.

La giardiasis puede desarrollarse si consume gérmenes d Giardia. La giardia es muy contagiosa y pued transmitirse de persona a persona, así como a través d alimentos, bebidas, superficies u objetos infectados. L causa más frecuente de enfermedad es la ingestión d agua contaminada de lagos, ríos o piscinas.

**Transmisión de la Giardiasis**

Si ingiere el parásito Giardia, podría desarroll giardiasis. El parásito en las heces de personas animales infectados con Giardia puede contamin cualquier cosa con la que entre en contacto. Giardia extremadamente contagiosa; incluso pequeñas cantidad de heces en la boca pueden enfermarlo.

La Giardiasis se puede propagar a través de:

- Estar muy cerca de un paciente con giardia especialmente en entornos de cuidado infantil.
- Al viajar por lugares insalubres.
- Consumir alimentos mal preparados o ag contaminada con gérmenes de Giardia.

- Exposición a heces a través de relaciones sexuales con una persona que tiene Giardiasis o acaba de tenerla.

- Entrar en contacto con animales enfermos o entornos de animales contaminados con excrementos. Ponerse objetos contaminados en la boca, como juguetes, cambiadores, cubos de pañales o manijas de inodoros.

**Síntomas de la Giardiasis**

La infección por Giardia (también conocida como Giardiasis) puede provocar una variedad de síntomas intestinales, como:

- Náuseas o dolor de estómago.
- Deshidratación.
- Diarrea.
- Heces grasosas y malolientes que pueden flotar.
- Molestias o calambres estomacales.

La giardiasis a menudo comienza con 2 a 5 deposiciones blandas por día y empeora gradualmente el cansancio. Fiebre, picazón en la piel, urticaria e hinchazón de los ojos y las articulaciones son otros síntomas menos típicos. Con el tiempo, la giardiasis también puede impedir que el cuerpo reciba nutrientes esenciales, como grasa, lactosa, vitamina A y vitamina B12. Las infecciones por Giardia pueden ocurrir en pacientes que no muestran ninguna manifestación.

**Componentes Relacionados con el Riesgo de la Giardiasis**

Giardia puede infectar a cualquier persona en cualquie momento. Pero los que corren más peligro son:

- Aquellos cuyos sistemas inmunológicos está comprometidos.
- Personas que entran en contacto con animale enfermos o lugares que han sido contaminados po desechos animales.
- Personal en guarderías.
- Aquellos involucrados en relaciones sexuales qu entran en contacto con heces.
- Campistas o excursionistas que consumen ag sucia de manantial, lago o río.
- Los que están muy cerca de una persona enferma

- Aquellos que viajan a través de lugares insalubres.
- Nadadores que consumen agua recreativa no tratada de manantiales, lagos, ríos, jacuzzis, chapoteaderos o piscinas.
- Personas que utilizan un pozo poco profundo para su agua doméstica.

## *Entamoeba histolytica* (Amebiasis)

*Entamoeba histolytica* es un pequeño parásito que se propaga a través de las heces humanas y causa la enfermedad intestinal conocida como amebiasis. Aunque con frecuencia no hay ningún síntoma, en ocasiones puede provocar diarrea, náuseas y pérdida de peso.

### Transmisión de la Amebiasis

El parásito, que solo puede existir en humanos, se propaga a través de las heces de una persona. Una persona contrae amebiasis al llevarse a la boca cualquier cosa que haya estado en contacto con heces contaminadas, así como al consumir alimentos contaminados, agua o ambos.

Además, puede transmitirse sexualmente a través de contacto oral-anal. Algunos pacientes con amebiasi pueden continuar eliminando el parásito en sus hece durante semanas o años, frecuentemente sin mostra ningún síntoma.

## Síntomas de la Amebiasis

Casi todos los que tienen este parásito no mostrará ningún síntoma. Aquellos que se enferman pueden ten síntomas pequeños o importantes.

La pérdida de peso, los dolores de estómago, la fieb ocasional, las náuseas (una sensación de enfermedad el estómago), la diarrea (heces sueltas/caca) y otr síntomas son signos del tipo moderado de amebiasis.

En raras ocasiones, el parásito invadirá otras partes cuerpo además de los intestinos y provocará u enfermedad más grave, como un absceso lleno de pus el hígado. Los síntomas suelen aparecer de dos a cua semanas después de la exposición; sin embargo, pue aparecer días, semanas o incluso meses después.

**Componentes Relacionados con el Riesgo de la Amebiasis**

- Aquellos que han visitado lugares tropicales con bajo nivel de saneamiento.
- Los que residen en instalaciones insalubres.
- Visitantes o inmigrantes de regiones tropicales con saneamiento inadecuado.

## *Clostridium difficile*

La bacteria Clostridioides difficile desarrolla una enfermedad del intestino grueso. La diarrea a la lesión de colon que representa un riesgo mortal son todos los síntomas posibles.

Las infecciones por *Clostridium difficile* generalmente ocurren después de usar antibióticos. En hospitales o centros de atención a largo plazo, las personas mayores son las más afectadas. Cada año, en un hospital o entorno de atención, aproximadamente 200 000 personas en los EE. UU. contraen *C. difficile*. Debido a las estrategias preventivas mejoradas, estos números son más bajos que en años anteriores.

Las infecciones por *C. difficile* también pueden ocurrir e personas que no están en centros de salud u hospitale Algunas cepas de bacterias que se encuentran en la personas en general tienen más probabilidades de infect a los niños o causar enfermedades graves.

**Causas de *Clostridium difficile***

El cuerpo está expuesto a los gérmenes *C. difficile* través de la boca. El intestino delgado es donde pued comenzar a replicarse. Pueden producir venenos q dañan el tejido cuando llegan al intestino grueso (color Estos venenos inducen diarrea acuosa, muerte celular parches de células inflamatorias y desechos celulares.

Las bacterias se cierran efectivamente cuando están fu del colon, es decir, en casi todas partes del me ambiente. Debido a esto, pueden vivir durante un perío muy largo en cualquier lugar, como desechos animale humanos, superficies en la habitación, manos suc agua del suelo y alimentos como la carne.

Las bacterias pueden "despertar" y comenzar a cau enfermedades una vez más si ingresan al tracto digest de alguien una vez más. Normalmente es senc propagar la bacteria ya que la *C. difficile* latente puede persistir fuera del cuerpo, especialmente en ausencia de un lavado y limpieza completos de las manos.

**Síntomas de *Clostridium difficile***

- Deshidratación.
- Fiebre.
- Náuseas.
- Un aumento de glóbulos blancos.
- Insuficiencia renal.
- Calambres y molestias en el abdomen, que pueden ser bastante graves.
- Latidos rápidos del corazón.
- Reducción del apetito.
- Abdomen agrandado.
- Pérdida de peso.
- Heces con sangre o pus.
- Diarrea acuosa 10 veces al día.
- Molestias y calambres abdominales leves.

# Capítulo Tres

## Importancia Parasitaria y Antibiótica del Metronidazol (II)

### Vaginosis Bacteriana

La vaginosis bacteriana es una forma de irritació vaginal provocada por cantidades excesivas de bacteria que normalmente se encuentran en la vagina, lo qu altera el intrincado equilibrio.

Aunque puede afectar a mujeres de cualquier edad, vaginosis bacteriana es más común en mujeres en eta de reproducción. Se desconoce el motivo exacto, s embargo, ciertos comportamientos como las relacion sexuales sin protección o las duchas vaginales regulares aumentan el riesgo.

El signo clínico más típico de esto es un aumento en el flujo vaginal con olor a pescado. Por lo general, la descarga en sí es delgada y de color blanco o gris. Las mujeres a las que se les ha diagnosticado vaginosis bacteriana tienen más probabilidades de contraer enfermedades de transmisión sexual (ETS) adicionales, y las mujeres embarazadas tienen más probabilidades de dar a luz antes de la fecha prevista.

**Causas de la Vaginosis Bacteriana**

Una de las muchas bacterias que normalmente están presentes en la vagina causa la vaginosis bacteriana cuando crece demasiado. Los lactobacilos, las bacterias buenas, normalmente superan a los anaerobios, las bacterias malas.

Sin embargo, un exceso de bacterias anaeróbicas puede provocar vaginosis bacteriana al alterar el equilibrio normal de microorganismos en la vagina.

**Componentes Relacionados con el Riesgo de la Vaginosis Bacteriana**

**Tener varias parejas sexuales o una pareja nueva** aunque los médicos aún no están seguros de cómo se relacionan la actividad sexual y la vaginosis bacteriana, la enfermedad afecta con mayor frecuencia a las mujeres que tienen varios amantes o una relación nueva. Además, las mujeres que tienen relaciones sexuales con otras mujeres tienen más probabilidades de contraer vaginosis bacteriana.

**Duchas vaginales:** Lavar rutinariamente la vagina con agua o una solución de limpieza altera el equilibrio natural de la vagina. Como resultado, las bacterias anaerobias pueden crecer demasiado, lo que puede provocar vaginosis bacteriana. No se requieren duchas vaginales ya que la vagina se limpia sola.

**Falta de bacterias lactobacilos por naturaleza:** es más propensa a contraer vaginosis bacteriana si su flora vaginal natural no produce suficientes bacterias lactobacilos beneficiosas.

**Complicaciones en la Vaginosis Bacteriana**

La vaginosis bacteriana a menudo no tiene efectos secundarios. Tener vaginosis bacteriana ocasionalmente puede resultar en:

**Infecciones transmitidas por contacto sexual**: las mujeres que tienen vaginosis bacteriana tienen más probabilidades de contraer infecciones de transmisión sexual como el VIH, el virus del herpes simple, la clamidia o la gonorrea. La vaginosis bacteriana aumenta la probabilidad de que puedas transmitir el VIH a tu pareja si ya tienes la infección.

**Parto prematuro:** la vaginosis bacteriana durante el embarazo se asocia con partos prematuros y niños con bajo peso al nacer.

**Trastorno inflamatorio pélvico:** el trastorno inflamatorio pélvico, una enfermedad de las trompas de Falopio y el útero que puede aumentar el riesgo de ser infértil, en ocasiones es provocada por vaginosis bacteriana.

31

**Riesgo de infección después de una cirugí** **ginecológica**: si tiene vaginosis bacteriana, tiene u mayor riesgo de contraer una infección después de cirugía, incluida la histerectomía o la dilatación y legrado.

**Síntomas de la Vaginosis Bacteriana**

Los signos y síntomas de la vaginosis bacteriana puede incluir lo siguiente:

- Comezón en la vagina.
- Molestias al orinar.
- Flujo vaginal ligero, delgado, blanco o verde.
- Olor vaginal oloroso a pescado.

## Enfermedad Inflamatoria Pélvica (PID)

Una enfermedad del sistema reproductivo de la mujer conoce como Enfermedad Inflamatoria Pélvica (EF Con mayor frecuencia, ocurre cuando las bacterias contacto sexual relacionado con el sexo se propag desde la vagina hasta el útero, las trompas de Falopi los ovarios.

La enfermedad inflamatoria pélvica afecta a más de un millón de mujeres e individuos anualmente en los EE. UU. Además, provoca que más de 100.000 personas se vuelvan infértiles. La PID generalmente afecta a mujeres entre las edades de 15 y 25 años.

Los síntomas y las indicaciones de la enfermedad pélvica inflamatoria pueden ser modestos o discretos. Algunas mujeres no tienen síntomas o indicadores en absoluto. Debido a esto, es posible que no lo sepa hasta que tenga dificultades para quedar embarazada o comience a experimentar dolor pélvico persistente.

**Causas de la Enfermedad Inflamatoria Pélvica**

La enfermedad inflamatoria de la pelvis es provocada por bacterias que invaden el sistema reproductivo. Estos gérmenes suben por el cuello uterino, hacia el útero, las trompas de Falopio y los ovarios desde la vagina.

Normalmente, el cuello uterino evita que los gérmenes se introduzcan más profundamente en la vagina y en otros órganos reproductivos. Sin embargo, cualquier infección puede dañar el cuello uterino y evitar que funcione con normalidad.

33

La enfermedad inflamatoria pélvica (EPI) puede ser provocada por una variedad de gérmenes, pero las dos enfermedades que lo hacen con mayor frecuencia son la gonorrea y la clamidia. A través de relaciones sexuales sin protección, puede contraer ambas enfermedades. Alrededor del 90% de los casos de enfermedad inflamatoria pélvica son causados por estas dos infecciones de transmisión sexual.

La enfermedad inflamatoria pélvica ocurre con menos frecuencia cuando las bacterias comunes ingresan a sus órganos reproductivos. Esto puede ocurrir después de cirugía en la pelvis, parto, aborto espontáneo e inserción de dispositivo intrauterino.

**Componentes Relacionados con el Riesgo de Enfermedad Inflamatoria Pélvica**

Tiene una mayor probabilidad de desarrollar enfermedad pélvica inflamatoria si:

- Si es menor de 25 años y sexualmente activo.
- Haberse sometido a una cirugía pélvica, como una ligadura de trompas.

- Infectarse con una ITS, particularmente gonorrea o clamidia.
- Tener un cónyuge que haya tenido varias parejas, o haya tenido numerosas parejas sexuales.
- Había tenido EIP anteriormente.

**Síntomas de la Enfermedad Inflamatoria Pélvica**

La enfermedad inflamatoria pélvica puede tener síntomas sutiles que dificultan el diagnóstico. Algunas mujeres no tienen síntomas en absoluto. Cuando la EIP está presente, a menudo se observan las siguientes indicaciones y síntomas:

- Fiebre, ocasionalmente con escalofríos.
- Micción incómoda, dolorosa o frecuente.
- Grados variables de dolor pélvico y abdominal bajo de moderado a intenso.
- Sangrado vaginal inusual, particularmente antes o después del sexo o entre períodos.
- Flujo vaginal inusual o excesivo, posiblemente con mal olor.
- Molestias sexuales.

# Infecciones Intraabdominales

Una acumulación de pus o líquido infectado dentro de abdomen que está rodeado de tejido inflamatorio s conoce como absceso intraabdominal. Cualquier órgan abdominal puede verse afectado o puede encontrar u hogar en los pliegues del intestino.

Una multitud de condiciones infecciosas, que incluye peritonitis, diverticulitis, colecistitis, colangitis pancreatitis, se incluyen bajo el término general e infección intraabdominal.

La infección intraabdominal es frecuentemer provocada por apendicitis. De Frances et al. estiman q anualmente se producen más de 300.000 casos apendicitis, lo que lleva a más de un millón de días hospitalización. Además, entre el 10 % y el 25 % de personas a las que se les diagnostica diverticulosis an de los 60 años desarrollan diverticulitis.

La peritonitis también puede ser provocada contaminantes adicionales como objetos extraños, b de una vesícula biliar perforada o un hígado lacerade ácido gástrico de una úlcera perforada.

La causa más frecuente de peritonitis es la entrada de una infección en el entorno peritoneal estéril por la perforación de un órgano. Un quiste ovárico reventado o una trompa de Falopio infectada pueden causar peritonitis localizada en las mujeres.

Los pacientes pueden tener un desarrollo repentino o gradual de los síntomas, una enfermedad localizada moderada o una enfermedad sistémica grave y acompañada de shock séptico.

**Causas de la Infección Intraabdominal**

La apendicitis o la diverticulitis son algunos trastornos que pueden provocar infecciones intraabdominales. Sin embargo, muchos casos tienen lugar después de la cirugía.

Una infección bacteriana puede ser la causa de las infecciones abdominales. El estómago y los intestinos contienen los microorganismos más frecuentes que las provocan. Escherichia coli, también llamada Escherichia coli, es una de ellas. Si no se eliminan los gérmenes, crecerán, se inflamarán y destruirán el tejido sano.

**Síntomas de la Infección Intraabdominal**

Esté atento a los síntomas de una infecció intraabdominal si anteriormente se sometió a una cirugí o sufrió daños en un órgano abdominal y tiene factore de riesgo adicionales, como diabetes o enfermeda inflamatoria intestinal.

Los signos típicos incluyen:

- Dolor de hombro o malestar en el pecho.
- No tener apetito.
- Náuseas y diarrea.
- Fiebre.
- Hinchazón abdominal.
- Desnutrición.
- Dolor de vientre.
- Alteración de los hábitos intestinales.
- Sensibilidad o plenitud en el recto.

# Enfermedad de Crohn

Se ha propuesto que la enfermedad inflamatoria intesti crónica, la enfermedad de Crohn, es el resultado individuos vulnerables que tienen una respuesta inm aberrante a su microbiota intestinal. En múltiples ensayos clínicos, se examinó la eficacia del metronidazol, que se usa para tratar la enfermedad de Crohn.

Este hallazgo sugiere que el metronidazol tiene efectos terapéuticos contra los síntomas de la enfermedad, incluidas las molestias y la secreción perianal.

Sin embargo, para probar la eficacia del metronidazol en el tratamiento de la enfermedad de Crohn, se requieren ensayos de investigación controlados.

# Capítulo Cuatro

## ¿Cómo Realiza su Acción el Metronidazol?

El metronidazol ingresa al cuerpo por difusión, interfier con el ADN para evitar la síntesis de proteínas, daña la hebras de ácido dioxirribonucleico y altera la estructur helicoidal del ácido dioxirribonucleico. Por lo tanto, c como resultado la muerte celular en especies que so vulnerables.

Hay cuatro pasos que conforman el mecanismo de accic del metronidazol. Estos pasos son los siguientes:

- En el primer paso, los patógenos anaeróbicos aeróbicos primero ingresan al cuerpo al difundir a través de las membranas celulares. Sin embargo, los anaerobios son los únicos organismos con propiedades antibacterianas.

- El segundo paso incluye la activación reductora de la piruvato-ferredoxina oxidorreductasa por proteínas de transporte intracelular, lo que modifica la estructura química de la enzima. Un gradiente de concentración en la célula causado por la disminución de metronidazol estimula la absorción de medicamentos adicionales y la generación de radicales libres citotóxicos.

- Al comprometerse con el ADN de la célula huésped para causar roturas de la cadena de ADN y una inestabilidad catastrófica de la hélice del ADN, las partículas citotóxicas logran el paso tres, interacciones con objetivos intracelulares.

- La disección de compuestos citotóxicos comienza en el paso cuatro.

## Cómo Emplear el Uso de Metronidazol

Siga todas las pautas en su paquete de prescripción.

No tome este medicamento con más frecuencia de l·
recetado ni en dosis mayores o menores de lo recetad
por hora o por día.

Evite masticar, romper o triturar una tableta de liberació
prolongada. Trágalo por completo.

Siempre tome metronidazol exactamente como lo indiqu
su médico.

Incluso si no presenta síntomas, es posible que su pare
sexual deba tomar metronidazol si está tratando u·
infección vaginal, ya que de lo contrario corre el ries·
de contraer la enfermedad nuevamente.

El metronidazol a menudo se usa hasta por 10 d·
consecutivos. Esta dosis debe tomarse todos los d·
durante una semana y tres días. Utilice este medicame·
durante toda la duración recomendada. Antes de que·
enfermedad se cure por completo, los síntomas tamb·
pueden disminuir.

Cuando se usa en algunas pruebas médicas,
metronidazol puede proporcionar resultados inesperad·

Omitir dosis aumenta la probabilidad de contraer otra infección resistente a los antibióticos. La gripe o el resfriado son enfermedades virales que no se tratan con Metronidazol.

## Posibles Efectos Adversos del Metronidazol

El medicamento metronidazol tiene una serie de efectos negativos. Aquí hay una lista de los efectos negativos:

1. Reacciones adversas más frecuentes al metronidazol.
2. Efectos adversos menos frecuentes al metronidazol.
3. Efectos adversos poco frecuentes al metronidazol.

**Reacciones adversas más frecuentes al metronidazol**

- Depresión.
- Sensación de ardor e incomodidad en las manos.
- Molestias en la espalda.
- Convulsiones
- Vómitos.
- Agitación.
- Marcha temblorosa y tambaleante

- Habla mal.
- Dolor de espalda o cuello
- Ceguera.
- Visión nublada.
- Variaciones en el habla.
- Confusión.
- Visión lenta.
- Debilidad en piernas, pies y manos.
- dificultad para hablar
- Inestabilidad y temblores.
- Dolor de cabeza.
- Hipersensibilidad.
- El Síndrome de Steven-Johnson.
- Debilidad o fatiga inusuales
- Mareos.
- Irritabilidad.
- Problemas de coordinación
- Náuseas.
- Dolor de ojo
- Fiebre.
- Una disminución de la libido.

- Infección por hongos.
- Vómitos.
- Neuropatía.
- Lengua con pelo.
- Un sabor metálico.
- Pancreatitis.
- Coagulación de la sangre.
- Neuropatía del ojo.

**Efectos Adversos menos Frecuentes del Metronidazol**

- Estornudos.
- Mucha orina.
- Disuria o incomodidad al orinar.
- Escalofríos.
- Pérdida de la voz.
- Lesiones en la piel que se enrojecen.
- Nariz tapada.
- Inestabilidad y torpeza.
- Dificultades respiratorias.
- Oídos tapados.
- Sensación de presión pélvica.

- Enrojecimiento, picazón y sarpullido en la piel.
- Sequedad, secreción y picazón en la vagina.
- Congestión de la nariz.
- Profundo dolor abdominal.
- Sangrado o moretones extraordinarios.
- Taburetes negros.
- Hematuria o sangre en la orina.
- Dolor muscular.

**Efectos Adversos poco Frecuentes del Metronidazol**

- Una disminución en el control de la vejiga.
- Irritación de los ojos y lesiones cutáneas rojas.
- Diarrea.
- Sangrado de las encías.
- Hinchazón.
- Dolor de pecho.
- Tos.
- Enrojecimiento de la cara, el cuello y los brazos.
- Enrojecimiento del color de la piel.
- Color de la orina.
- Orina turbia con sangre.

- Dolores de estómago constantes.

- Una sensación de calidez.

- Un aumento en la cantidad de orina pálida y acuosa.

- Dolor muscular o articular.

- Pérdida del apetito.

- Micción desagradable o desafiante

- Malestar abdominal.

- Manchas blancas, úlceras o llagas en los labios o en la boca.

- Glándulas inflamadas

- Ojos amarillos.

- Constipación.

- Frecuencia cardíaca rápida.

- Indigestión.

- Un dolor de garganta.

- Piel que se está aflojando, pelando y ampollando.

# Metronidazol Saludable Precauciones de Seguridad

Durante el embarazo, este medicamento solo debe usars cuando lo indique su propio médico calificado, así qu asegúrese de hablar con ellos sobre esta afección médic antes de tomarlo. No dude en explorar las ventajas desventajas con su médico.

Antes de usar metronidazol, una persona con un cuerµ particularmente sensible o que es típicamen hipersensible a los medicamentos farmacéuticos de informar a su médico, ya que el medicamento pue incluir ingredientes a los que es alérgico. Es posible q pueda evitar las reacciones alérgicas al hacer esto.

Informe a su médico o dentista sobre todos medicamentos que esté consumiendo o que ha terminado de usar antes de someterse a la cirugía.

Si se usa metronidazol, algunas personas con trastor genéticos graves, como el síndrome de Cockayne, pue experimentar problemas hepáticos graves.

Antes de usar metronidazol, cualquier paciente con una afección médica, como infecciones hepáticas, renales o sanguíneas, debe informar a su médico sobre su historial médico. Esto evitará que el cuerpo se enfrente a riesgos más graves.

Durante dos días antes y dos días después de tomar metronidazol, el paciente debe abstenerse de cualquier líquido alcohólico concentrado/diluido, incluyendo tintura, cerveza, vino y otras bebidas alcohólicas. Esto detendrá los síntomas secundarios habituales de náuseas, vómitos, dolor de cabeza y malestar estomacal.

No se deben administrar vacunas a los pacientes que toman metronidazol. Esto detendrá la existencia de gérmenes causados por vacunas.

## Dosificación de Metronidazol (Administración)

Puede administrar metronidazol por vía tópica, intravenosa u oral. Está disponible en forma de píldora, tableta, tópica, inyectable y otras formas.

La dosis típica de una cápsula es de 375 mg. La dosis habitual de la píldora es de 250 mg o 500 mg. Para la administración oral, comer puede ayudar a reducir e dolor de estómago. Las píldoras de liberación prolongad deben tomarse una o dos horas antes o después de la comidas, con el estómago vacío. No debe romperse dividirse.

La preparación y dosis habituales para la administració intravenosa son de 5 mg/mL (100 mL) y 500 mg (1C mL), según corresponda. Las soluciones c medicamentos administradas por vía intravenosa deben entrar en contacto con equipos que conteng aluminio. La solución intravenosa debe infundir lentamente durante un período de 30 a 60 minutos.

El gel tópico se utiliza por vía vaginal y contiene 37,5 r y 0,75 % por aplicador.

La siguiente es una lista de dosis de metronidazol p algunas de las indicaciones más populares.

**Dosificación para Amebiasis Intestinal Extraintestinal**

**Oral:** 500 a 750 mg cada ocho horas durante siete a c días, luego un agente intraluminal.

**Dosis de Vaginosis Bacteriana**

500 mg por vía oral dos veces al día durante siete días.

**Dosis para el Tratamiento de la Enfermedad Inflamatoria Pélvica (EIP)**

**EPI moderada:** 500 mg dos veces al día durante 14 días o como parte de un tratamiento combinado, por vía oral.

**Terapia inicial para PID con absceso tuboovárico (como régimen alternativo):** 500 mg IV cada 8 horas en un régimen combinado adecuado.

**La EPI con absceso tuboovárico tratada con medicación oral después del tratamiento parenteral mostró una mejoría clínica:**

Oral: doxiciclina 500 mg dos veces al día con metronidazol durante 14 días.

**Dosis para Tricomoniasis**

**Terapia inicial:** para uso oral, la dosis óptima para mujeres con VIH es de 2 g en una sola dosis o 500 mg dos veces al día durante siete días.

**Infección que persiste o regresa (fracaso del tratamiento con terapia de dosis única):** Oral: Para el fracaso de un régimen de dosis única de 2 g, tome 500 mg dos veces al día durante 7 días.

**Dosis para la Giardiasis**

Oral: 250 mg tres veces al día o 500 mg dos veces al día durante cinco a siete días.

**Dosis para Infecciones de la Cavidad Abdominal**

500 mg IV, por vía oral, como parte de un régimen combinado adecuado cada 8 horas. Después de un buen control de la fuente, la duración recomendada de tratamiento es de 4 a 7 días; sin embargo, la apendicitis leve y la diverticulitis tratadas de forma no quirúrgica requieren un período de tratamiento más largo.

**Dosis para Infecciones de la Piel y Tejidos Blandos**

Infecciones necrotizantes (parte de un régimen combinado adecuado): Continúe con la dosis IV de 500 mg cada 6 horas hasta que ya no sea necesaria limpieza, el paciente haya mostrado una mejoría clínica y esté estable durante 48 a 72 horas.

## Dosificación para Infecciones del Sitio Quirúrgico de Incisión

500 mg IV cada 8 horas en combinación con otros medicamentos adecuados.

## Posología para la Prevención Quirúrgica

Para ciertas operaciones que afectan la cabeza y el cuello, el sistema GI o el tracto urológico, se recomienda una dosis IV de 500 mg administrada una hora antes de la incisión quirúrgica.

## Dosis para Profilaxis Quirúrgica

Oral: se debe tomar un gramo de metronidazol combinado con otros antibióticos en tres dosis cada 3 a 4 horas antes de la cirugía.

## Dosis para *Helicobacter pylori*

Dosis para régimen triple con claritromicina: 500 mg de metronidazol combinado con claritromicina 500 mg durante 14 días. El metronidazol debe tomarse tres veces al día, mientras que la claritromicina de 500 mg deb tomarse dos veces al día.

Dosis para el régimen cuádruple con bismuto: se debe tomar 250 mg de metronidazol 3 veces al día combinado con 300 a 524 mg de subsalicilato de bismuto 4 veces día.

**Dosis para la infección por *Clostridium difficile***

Tome 500 mg de metronidazol tres veces al día duran diez días.

# *Capítulo Cinco*

## Uso de Metronidazol para Madres Embarazadas y Lactantes

Debido a la imprevisibilidad de los riesgos para la salud de las mujeres embarazadas y lactantes causados por la absorción rápida de metronidazol, que posteriormente interfiere con la capacidad de la glándula mamaria para secretar leche y el flujo de sangre fetal a través de los capilares sanguíneos de la placenta, lo que puede conducir a malformaciones morfológicas y fisiológicas fetales como labio hendido o Paladar Hendido.

Para la protección del feto, se recomienda que tanto las mujeres embarazadas como las que amamantan busquen el consejo de un médico personal calificado o un médic

antes de usar metronidazol.

Además, debido a los efectos potencialmente graves en e

bebé, se desaconseja el uso de metronidazol desde

primer hasta el tercer trimestre del embarazo.

## Reacciones a Fármacos y Metronidazol

El metronidazol interactúa con una variedad e

medicamentos. La siguiente es una lista de estos númer

de medicamentos:

### Warfarina

Cuando la warfarina se degrada en el cuerpo, su uso c

metronidazol puede empeorar la dilución de la sangre

causar sangrado.

### Glicol Propileno

El metronidazol evita que el hígado descomponga

propilenglicol, lo que provoca que el propilenglicol

acumule en la sangre. Sin embargo, una acumulación

propilenglicol puede provocar insuficiencia re

frecuencia cardíaca elevada y convulsiones.

**Amprenavir**

Amprenavir y metronidazol no deben administrarse juntos para tratar el VIH, una de las enfermedades de inmunodeficiencia humana.

**Alcohol**

El metronidazol y el alcohol juntos pueden provocar calambres severos, dolores de cabeza, náuseas y vómitos, por lo que no deben usarse al mismo tiempo.

**Cimetidine**

El uso de cimetidina eleva los niveles de metronidazol en la sangre.

Los siguientes medicamentos no deben usarse con metronidazol al mismo tiempo:

- Ciclosporina.
- Disulfiram.
- Sustancias que bloquean las enzimas CYP450.
- Busulfán.
- Sustancias que Estimulan las Enzimas CYP450.
- Carbamazepina.
- Litio.

## Qué debe hacer si olvida una Dosis de Metronidazol

Si olvida una dosis, tómela tan pronto como lo recuerde. Si recuerda justo antes de la siguiente dosis, omita la dosis olvidada. Tenga cuidado de tomar la dosis siguiente en el momento adecuado. Para compensar la dosis faltante, no tome una dosis doble.

## ¿Qué debe hacer si toma una Sobredosis de Metronidazol?

Llame al 911 o a un centro de control de envenenamiento al 1-800-222-1222 si tiene una sobredosis y tiene síntomas graves.

## ¿Dónde y cómo se Almacena el Metronidazol?

El metronidazol se vende en comprimidos circulares biconvexos, sin recubrimiento, de 250 mg y 500 mg, de color blanco a blanquecino y amarillo. Guarde metronidazol entre 20° y 25°C (68° y 77°F).

Mantener en un recipiente resistente a la luz que esté bien cerrado. Mantener fuera del alcance de los niños.

# Las mejores maneras de Ordenar Metronidazol barato Original en línea de forma segura

Es posible que obtenga este medicamento de venta libre empaquetado en un recipiente diferente al que se ve en la portada del libro. Pero tenga la seguridad de que las tabletas de metronidazol que compra son auténticas de minoristas de Internet acreditados.

## Pharmacy2U

El comercializador en línea de Pharmacy es una empresa con sede en el Reino Unido (UK) que consta de una serie de farmacéuticos y médicos calificados que están ansiosos por abordar con entusiasmo los problemas de cada paciente que usa Pharmacy2U.com.Uk.

Sorprendentemente, antes de usar esta plataforma, tiene la oportunidad de hablar en línea con su médico experto. Antes de comprar el producto, primero puede discutir con el médico todos sus posibles problemas de salud.

Pharmacy2U es un sitio web seguro y confiable.

Hay más espacios/recursos disponibles para que todo puedan recibir asesoramiento médico experto gratuito.

Pasos:

- Abra el navegador de red y escrit https://www.pharmacy2u.co.uk.
- Se accederá a la página principal de Pharmacy2U La tableta de metronidazol debe ingresarse en cuadro de texto de búsqueda, luego presione Intro
- Enumerará todas las tabletas de metronidazol q están disponibles.
- Para recibir mayores ahorros y registrar información personal, lo que ayudará a garanti: que su pedido se entregue correctamente, sugiere "registrarse" para obtener una cuenta c Pharmacy2U.

**HealthWarehouse.com**

- Abra la pestaña de red de Mozilla Firefox, Goo Chrome, Opera Mini u otro navegador y esc https://www.healthwarehouse.com.

- Lo dirigirá a la página principal de HealthWarehouse.com donde puede comprar metronidazol.

- Escriba Metronidazole Tablet en el campo de búsqueda y presione Enter.

- Enumerará las tabletas de metronidazol de 250 mg y 500 mg que están disponibles.

- Elija la pastilla de 500 mg o 250 mg.

- Mostrará el sitio de detalles del producto en el que se hizo clic, que incluye la imagen del producto, la cantidad de tabletas en un paquete y el precio asociado.

- Elija el precio de su tableta económica haciendo clic en el botón "Seleccionar" que está impreso en la parte superior del precio.

- El botón "Agregar a mi carrito" mostrará instantáneamente la información sobre la tableta elegida.

- Cuando haga clic en "Agregar a mi carrito", será enviado al sitio del producto, donde podrá ver la cantidad de tabletas que compró, el total que paga, el botón de pago y el botón "Agregar al carrito". .

- Para registrar sus datos personales, haga clic en e botón "Check Out".

**CVS Pharmacy Inc.**

https://m.cvs.com/drug/metronidazole/oral-tablet/500mg

Esta es una fuente confiable desde donde puede obten rápidamente tabletas de metronidazol auténticas y de ba costo y estar debidamente satisfecho con la llegada de s pedido en el tiempo programado o aproba formalmente.

Siempre hay restricciones de accesibilidad al sitio we por lo que no todas las naciones pueden acceder al si web.

Pero si la dirección del sitio web no está disponible, e otro comercializador de Internet de la lista de este libro

También puede comprar tabletas de metronidazol forma segura de los siguientes comerciantes en línea.

*www.healthexperience*

*www.theindependentpharmacy.co.uk*

*www.onlinedoctor.superdrug.com*

*www.jet.com*

# Referencias

Hernández Ceruelos A., Romero-Quezada L.C. Ruvalcaba Ledezma J.C., López Contreras L. Therapeutic uses of metronidazole and it side effects: an update. European Review for Medic and Pharmacological Sciences. 2019; 23: 397-401.

Edwards DI. Nitroimidazole drugs--action and resistanc mechanisms. I. Mechanisms of action. J Antimicro Chemother. 1993 Jan; 31(1):9-20.

DeFrances CJ, Cullen KA, Kozak LJ. National Hospit Discharge Survey: 2005 annual summary with detail diagnosis and procedure data. *Vital Heal Stat.* 200 165(13):1-209.

Freeman C D, Klutman N E, Lamp K C. Metronidazole. A therapeutic review and update. Drugs. 1997; 54:679–708.

Petrin D, Delgaty K, Bhatt R, Garber G. Clinical and microbiological aspects of *Trichomonas vaginalis*. Clin Microbiol Rev. 1998; 11:300–317.

Ravdin J I. Amebiasis. State-of-the-art clinical article. Clin Infect Dis. 1995; 20:1453–1464.

Zaat J O M, Mank T G, Assendelft W J J. A systematic review on the treatment of giardiasis. Trop Med Int Health. 1997; 2:63–82.

Russo R, Karadja E, De Seta F. Evidence-based mixture containing Lactobacillus strains and lactoferrin to prevent recurrent bacterial vaginosis: a double blind, placebo controlled, randomised clinical trial. Benef Microbes. 2019 Feb 08; 10(1):19-26.

Made in the USA
Coppell, TX
20 February 2024